AF475736

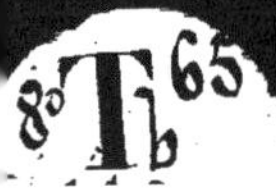
8° Tb 65

Dr Georges GUILHAUD
DOCTEUR EN DROIT ET DOCTEUR EN MÉDECINE
DE L'UNIVERSITÉ DE PARIS
ANCIEN INTERNE EN MÉDECINE DE LA VILLE DE PARIS

LA RÉGLEMENTATION

Physiologique

DU TRAVAIL

Henri Jouve
Imprimeur-Editeur
15, Rue Racine
1905

A LA MÉMOIRE DE MES GRANDS-PARENTS

A LA MÉMOIRE DE MON PÈRE
ET DE MON FRÈRE

A MA MÈRE

A MES PARENTS

A MES AMIS

Guilhaud 1

A MON PRÉSIDENT DE THÈSE

MONSIEUR LE PROFESSEUR BROUARDEL

Doyen honoraire de la Faculté
Membre de l'Académie des Sciences et de l'Académie
de Médecine
Commandeur de la Légion d'honneur.

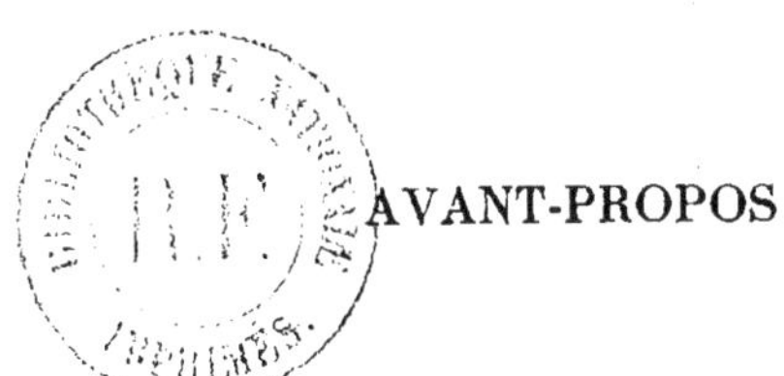

AVANT-PROPOS

Au terme de nos études médicales, nous avons à remplir un devoir de reconnaissance envers nos maîtres de la Faculté et des hôpitaux qui nous ont communiqué leur science et fait bénéficier de leur expérience.

Resté fidèle à la mémoire de notre regretté maître, le professeur Potain, nous tenons à inscrire son nom en tête de ce travail.

Nous adressons de particuliers remerciements à ceux que nous avons eu l'honneur et le plaisir d'approcher de plus près :

M. le Dr Hallopeau, professeur agrégé, médecin de l'hôpital Saint-Louis.

M. le Dr Widal, professeur agrégé, médecin de l'hôpital Cochin.

M. le Dr Hirtz, médecin de l'hôpital Necker.

M. le Professeur Raymond, médecin de la Salpêtrière.

M. le Dr Josué, chef de la consultation de médecine à l'hôpital de la Charité.

M. le Dr Campenon, professeur agrégé, chirurgien de l'hôpital de la Charité.

M. le Professeur Pozzi, chirurgien de l'hôpital Broca.

M. le Professeur DÉJERINE, médecin de la Salpêtrière.

M. le Dr GUILLEMIN, chef de la consultation de chirurgie à l'hôpital Saint-Louis.

M. le Professeur PINARD.

M. le Dr AUVARD, accoucheur de l'hôpital Saint-Louis.

Que ces maîtres éminents dont la science s'allie au dévouement reçoivent la pleine assurance qu'ils ne seront jamais oubliés.

M. le Professeur BROUARDEL a bien voulu nous faire l'honneur d'accepter la présidence de notre thèse. Qu'il nous permette de lui offrir respectueusement l'hommage de notre profonde reconnaissance.

La Réglementation physiologique du Travail

INTRODUCTION

Le domaine de la médecine s'agrandit chaque jour. Son champ d'observation s'élargit à l'infini. Elle n'est plus seulement suivant la définition classique : « L'art de traiter et de guérir les maladies ». Son rôle humanitaire va plus loin et plus haut. Elle a dépassé les limites trop étroites de la clinique et s'est affranchie des barrières qui s'opposaient à son développement. Peu à peu elle s'est déshabituée de se pencher exclusivement au chevet des malades pour embrasser des horizons plus larges.

La douleur humaine l'a conduite vers la douleur sociale. Elle est sortie de l'enceinte des hôpitaux et des amphithéâtres, pour pénétrer dans les ateliers, dans les usines, dans les casernes, dans les écoles, dans le prétoire des tribunaux et jusque dans la cellule des condamnés. A côté de la pathologie, à côté des maladies proprement dites, elle a été une des premières à signaler que l'organisme social est sujet aussi aux maladies et qu'il existe une pathologie sociale et collective, dont elle a analysé et observé les maux. Car c'est au bout de ces maux que se trouve ce que nous appelons si banalement la question sociale, et ce sont précisément ceux-ci dont aucune science n'a pu jusqu'à ce jour triompher définitivement.

C'est qu'en effet, pour la question sociale, ainsi que le dit Herbert Spencer (1), « la difficulté est d'avoir une vue d'ensemble sur les rapports qualitatifs et quantitatifs de cause à effet existant dans le corps social et permettant d'interpréter d'une façon précise et exacte toutes les causes déterminant les actes de cette société ». Mais en dépit de ces difficultés souveraines, c'est vers cette question que la médecine s'est orientée à son insu, par la force des choses, obéissant ainsi à l'évolution fatale qui la poussait elle-même en dehors des limites classiques qu'elle s'était assignées. Alors courageusement elle s'est décidée à entrer en pleine bataille, et l'on peut dire que parmi les sciences, qui toutes se sont en quelque sorte syndiquées pour triompher des difficultés de la sociologie, elle semble avoir été l'une des premières à guider les autres et à ne point désespérer.

De nos jours, en effet, aucune question ne peut être traitée, aucune discussion soulevée, sans le secours et sans l'appui de la médecine : Littérature, droit, philosophie, morale, histoire, tout est soumis en quelque sorte à son contrôle. Bien plus elle semble par sa méthode avoir fait dévier l'esprit humain

1. Herbert Spencer. *Introduction à la Science sociale.*

des règles qu'il s'était tracées jusqu'alors pour arriver à la recherche du vrai ; et c'est ainsi que toute une phalange de littérateurs se réclament d'elle. Em. Zola écrit le roman expérimental qui est la consécration de la méthode de Claude Bernard. Balzac se penche sur ses personnages, attentif comme un médecin. Il les ausculte moralement. Disciple fervent de Stendhal, Bourget, par la subtilité de ses analyses, dissèque fibre à fibre le cœur humain et cherche en quelque sorte l'anatomie des sentiments. Tel de ses romans, le *Disciple* par exemple, est presque une expérience de laboratoire.

Enfin si la médecine a été sous la tutelle de la philosophie, comme la philosophie avait été elle-même la servante de la théologie, il est indéniable que, s'étant affranchies depuis longtemps de ce règne d'autorité, ce sont aujourd'hui la physiologie et la pathologie qui ont entraîné la psychologie dans des chemins nouveaux de vérité et de précision scientifique. L'étude des localisations cérébrales, celle des centres nerveux, de la cellule, des sensations et du mouvement ont expliqué le mécanisme de l'association des idées et des images, et les philosophes contemporains ne peuvent sans utiliser les données de la pathologie nerveuse, aborder aucun des chapitres des facultés de l'esprit. Grâce à la neurologie, M. Ribot a pu écrire *les maladies de la volonté, de la personnalité et de la mémoire,* qui viennent éclairer, d'un jour nouveau, certains états psychologiques jusqu'à ce jour incompris. Il n'est pas jusqu'à l'hypnotisme mis en lumière par les expériences de Charcot et par toute l'école de la Salpêtrière qui ne soit venu ébranler le vieil édifice de la justice humaine, pendant que la question palpitante de la responsabilité morale venait jeter son trouble dans l'âme et la conscience des juristes imbus de la doctine classique du libre arbitre. Car ce sont les observations des médecins et les études des physiologistes sur la fonction et la structure du cerveau, qui ont modifié les idées courantes sur le crime et la législation pénale, en établissant que la personnalité n'est en somme qu'un agrégat de notions externes acquises, dont dépend en grande partie la valeur morale de l'individu ; et c'est alors que prennent naissance les théories du criminel-né et du criminel considéré comme produit de la société, qui abaissent le taux de rigueur des codes, en tentant de substituer à la vieille peine du châtiment pour le châtiment, qui longtemps a subsisté sous l'idée de justice, la notion plus humaine et plus saine de la régénérescence morale, d'où peu à peu se dégage la loi du pardon. Enfin il ne peut être question du travail et du salaire, base actuelle de toutes les revendications, sans que la médecine intervienne, au nom de l'hygiène sociale, pour en déterminer les conditions.

C'est cette réglementation physiologique du travail que nous nous sommes proposé d'étudier à un point de vue médico-social. Elle semble tenir le premier rang aujourd'hui parmi les problèmes sociaux à résoudre, puisque la question sociale semble avoir condensé toutes ses revendications dans la formule abstraite des trois huit. Il n'est pas permis d'aborder cette étude, sans envisager le surmenage sous sa forme sociale, c'est-à-dire le surmenage physique ou neuro-musculaire, qui touche par certains côtés à la tuberculose, l'un des plus grands fléaux actuels qui déciment la classe laborieuse, et à ces différents titres cette question peut compter parmi les plus graves problèmes qui tourmentent l'humanité. Malgré la difficulté de pareilles réformes, peut-être nous est-il permis d'espérer qu'il est de ceux auxquels la médecine apportera, un jour, le secours d'une solution pratique, puisque la médecine, au point de vue social, est devenue une science de sagesse, de tempérance et de justice, la science, comme le dit le Dr de Fleury, dans l'*Introduction de la Médecine de l'Esprit* : « De moins mourir et de mieux vivre. »

CHAPITRE I

De la nécessité des règles physiologiques dans la réglementation du travail.

« Lorsqu'on acquiert une machine (1), on se pré-
« occupe de savoir quelle est sa force de résistance,
« ce qu'on peut lui demander et ce qu'elle doit four-
« nir dans certaines conditions d'activité, de quelle
« manière il faut l'entretenir, comment, en somme, il
« est possible de lui faire rendre le maximum de tra-
« vail avec le minimum d'usure. La machine humaine
« qui est plus précieuse et plus délicate que toutes
« les autres est employée sans tant de précaution et
« d'intelligence ; jusqu'à ce jour on s'est peu pré-
« occupé d'établir les circonstances où le labeur est
« plus réellement productif. On peut dire que le tra-
« vail se fait en ce moment dans les conditions les
« plus grossièrement empiriques ; aussi, plus tard,
« quand ils en auront établi des règles physiologiques,
« les hommes rougiront de notre époque, où l'on gas-

1. Dr Toulouse. « Les règles du travail. » *Journal*, 21 septembre 1903.

« pillait les organismes humains par ignorance et sans « profit pour personne. »

Et pourtant on peut affirmer qu'à notre époque la lutte des nations se concentre surtout sur le terrain industriel et économique, et que ces organismes sont les forces vives d'un pays. La puissance d'un état est en raison directe de la valeur de production de cet état. Le travail quel qu'il soit est, dans nos temps modernes, le facteur de premier ordre, d'où dépendent la suprématie et la supériorité nationales. Il semble donc que dans sa lutte avec le capital, on ne doive pas l'abandonner aux règles grossièrement empiriques des temps anciens, mais qu'il doive être organisé de façon à rester en rapport et en harmonie avec les lois qui régissent l'humanité et que commande la nature.

« Ce qu'il faudrait proclamer, dit encore le Dr Tou-« louse, c'est que nul individu ne puisse être obligé « de dégrader son organisme et d'abréger sa vie pour « trouver sa subsistance... Ce principe tutélaire « pour l'individu l'est aussi pour la société tout « entière qui pâtit des misères de la masse, la seule « vraiment productrice. Tout bonheur (et il n'en est « pas un qui ne découle des conditions matérielles) « est donné par l'activité laborieuse d'un peuple. « D'une manière plus directe, un travail mal organisé « élève les charges de tous par l'augmentation des « frais d'assistance sous toutes ses formes (malades, « infirmes, vieillards précoces, enfants débilités et « arriérés). Enfin, les frais généraux s'élèvent en

« raison des assurances dont les risques sont grands.
« Chacun a donc un intérêt réel à améliorer cette
« situation vicieuse. »

Bien plus, outre la question utilitaire du devenir social, il semble qu'il y ait là une question de philosophie morale, dominant tous les intérêts matériels, et d'où se dégage la notion d'humanité, qui marche de pair avec le principe de la conservation de l'espèce, puisque c'est à ce seul principe, que les philosophies modernes débarrassées de toute idée spiritualiste, tendent à rattacher tous nos instincts, tous nos sentiments et tous les mobiles qui nous font agir. Il semble en effet que jusqu'à nos jours, le travail ait été considéré comme une marchandise ordinaire obéissant sur le marché économique à l'équation de l'offre et de la demande et ayant comme toutes les autres valeurs de bourse son jeu, ses reports et ses spéculations.

Certains traités d'économie politique, dans leur orthodoxie égoïste et rigoureuse, se sont emparé de la notion abstraite du travail, comme d'une notion isolée, indépendante de l'être vivant, à laquelle elle se rattache. Ils semblent méconnaître que derrière les produits il y a les hommes qui les créent, et que le travail n'est que l'expression concrète de la lutte pour la vie. C'est ce qui a fait que le travail ait échappé à toute réglementation physiologique rationnelle et que l'être humain a été réduit au rôle aveugle d'instrument de production.

Régler le travail, c'est en déterminer les conditions

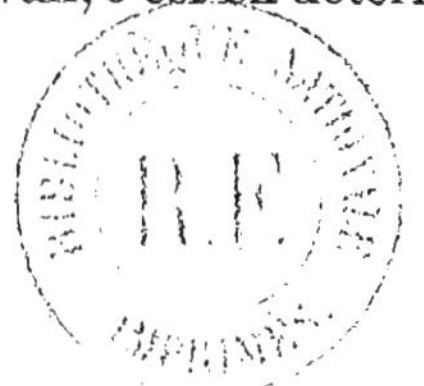

suivant les lois de l'hygiène et suivant la loi physiologique du repos ; c'est en préciser les règles dans l'état de santé de la machine humaine ; c'est proportionner la fatigue à la résistance de l'organisme ; c'est éviter le surmenage, auquel un travail mal organisé aboutit fatalement. Bien plus, c'est régler le salaire non plus sur la quantité de travail fournie par l'ouvrier et sur le maximum de rendement de ce travail, mais conformément aux exigences physiques hygiéniques et morales, où doit vivre normalement l'ouvrier, pour qu'il puisse réparer et conserver ses forces. C'est donner à la loi de l'épuisement une limite, qui soit elle-même une limite à l'âpreté du gain et à la tyrannie abusive et quelquefois féroce du capital.

En effet, si l'on suit pas à pas l'évolution de l'industrie et du travail, on voit que ces réformes deviennent chaque jour plus urgentes et plus impérieuses. A mesure que la lutte pour l'existence est devenue plus âpre et plus ardente, les conditions du travail sont devenues plus rigoureuses et plus dures. Ainsi que le dit Mosso (1) : « Si l'on étudie l'histoire du dernier siècle, on voit que les peuples sont dominés par une préoccupation constante : rendre plus utile le travail du cerveau et des bras. La société moderne s'attache à multiplier les moteurs et les instruments pour rendre plus féconds le travail des muscles et de

---

1. Mosso. *La fatigue physique et intellectuelle*, traduit de l'italien par Langlon.

l'intelligence. Le développement prodigieux de la machine et de l'industrie ne reconnaît d'autre limite à sa rapidité que la faiblesse de l'homme à le suivre. Or, la capacité d'action de la force humaine est en raison inverse du temps pendant lequel elle agit. »

L'industrie moderne est fille des mathématiques, de la mécanique et de la chimie, et son organisation a entraîné des modifications profondes dans la société. L'ouvrier actuel, esclave des forces géantes de la machine, n'est le plus souvent qu'un moteur de second ordre, relégué au dernier plan des ateliers industriels. Dans la liaison du travail de l'homme à celui de la machine, celle-ci subordonne facilement l'ouvrier à sa régularité, à sa vitesse, à sa perfection, et en quelque sorte à son initiative.

De plus, la multiplication des moteurs a poussé la division du travail à ses dernières limites. Par suite de cette division qui est une des conditions du progrès industriel, le travail devient chaque jour moins diversifié, plus monotone, plus hâtif et plus fatigant. L'ouvrier répète chaque jour la tâche infime qui lui incombe. Souvent il n'a plus droit qu'à la besogne partielle que la machine refuse de faire et qu'au geste incessant qu'elle lui commande.

A propos de cette division parcellaire, Karl Marx avait rapporté les paroles de D. Urguëhart : « La subdivision du travail est l'assassinat du peuple », et il commence le chapitre de son livre qui traite du machinisme par la formule pessimiste de John St. Mill : « Il reste encore à savoir si les inventions mécaniques faites jusqu'à ce jour ont allégé la fatigue quotidienne de quelque être humain que ce soit. »

Dans une remarquable étude sur les modes d'organisation technique de la production, Christian Cornelissen (1) semble avoir voulu réfuter cette théorie en montrant les avantages qu'offre la spécialisation du travail. « Pour l'homme, dit-il, toutes les manipulations qui se succèdent, constamment dans le « même ordre, étant à la longue exécutées plus ou « moins automatiquement et avec une vitesse uni- « forme, fatiguent de moins en moins les muscles « et le cerveau, et peuvent se continuer plus long- « temps avec la même intensité, que si leur exécu- « tion et leur régularité dépendaient d'un effort de « volonté. Ensuite les avantages dont nous parlons, « s'expliquent, dit-il, par cet autre fait que les orga- « nes mis en jeu s'adaptent de plus en plus au travail « exigé ; à la longue ces organes mêmes se déforment « d'après les mouvements qu'ils exécutent et les ins- « truments qu'ils manœuvrent. C'est ainsi que nous « devons nous expliquer pourquoi les capacités spé- « ciales pour des travaux déterminés peuvent se « transmettre de générations en générations et deve- « nir héréditaires dans la population d'un pays. Les « capitalistes lorsqu'ils se préparent à monter des « usines dans une contrée quelconque, tiennent par- « faitement compte des capacités héréditaires que « peut y posséder la population pour des formes spé- « ciales de travail. »

1. *Revue socialiste*, nº du 15 août 1904, page 159.

Quoi qu'il en soit, l'intensité du labeur, la hâte, la précipitation des actes résultant du machinisme moderne et de la division sans cesse croissante du travail sont, plus encore que la durée du travail, la cause la plus puissante de la fatigue et du surmenage. Quand on interroge les faits on voit que la vie moderne, dont les conditions se modifient incessamment d'après les découvertes scientifiques, s'oriente de plus en plus vers ce besoin de hâte et de vitesse qu'ont créé les machines et que la civilisation, chaque jour plus exigeante, impose à l'homme au détriment de sa vie. L'effort grandiose et surhumain qu'il fait pour vaincre le temps, dominer l'espace et s'affranchir des obstacles de la matière est la mesure même de ce vertige de vitesse qui l'emporte au delà de ses forces. Toutes les puissances domptées de la nature, la vapeur, l'électricité, le téléphone, les moyens mécaniques de transport et de traction successivement plus rapides répondent à ce besoin sans cesse croissant d'aller plus vite, et l'on peut dire que le progrès est en proportion directe avec la vitesse croissante donnée aux actes humains. Cela est si vrai que, pratiquement, on en arrive à mesurer la richesse d'un pays à l'extension de ses moyens de communication et à la multiplication de ses voies ferrées. La vie dans les grandes villes n'est qu'une suite de mouvements précipités dans une atmosphère de fougue. L'ouvrier des grands centres est un surmené, mais surtout un surmené de la vitesse. Bien plus, sous la tyrannie de l'habitude, la hâte dans son travail l'entraîne à la hâte dans ses plaisirs. Il les prend avec la même vitesse qu'il travaille. L'épuisement nerveux est au bout de tout cela. Le calme au contraire est le secret de la santé du paysan qui, malgré son rude labeur, peine avec une lenteur prudente et sage.

La sobriété dans l'action, la tempérance dans le labeur, le calme du geste sont des règles primordiales d'hygiène absolument indispensables à l'équilibre de l'organisme et à la régularité de ses fonctions. Ainsi que le dit le Dr Toulouse (1): « Dans l'activité générale de la vie il est des procédés meilleurs que d'autres. Sans une activité modérée, surtout dans l'ordre physique, le bon air et la meilleure nourriture ne sont que des palliatifs incertains. La destruction des germes est une utopie. »

Enfin l'outillage industriel et les moteurs puissants ont concentré les ouvriers dans des ateliers souvent restreints pour leur nombre. En dépit des mesures d'hygiène les plus strictes, les observations médicales ont démontré que l'air confiné, appauvri en oxygène, et, où la pression atmosphérique s'éloigne de la normale, que le son qui impressionne les centres nerveux, que l'agitation forcée qui les ébranle, que la chaleur souvent trop élevée, interviennent en changeant la composition des plasmes et font fléchir la résistance de l'organisme.

1. Dr Toulouse. « La Tuberculose », *Journal*, 17 novembre 1903.

De plus l'emploi chaque jour plus grand des poisons industriels augmente progressivement le nombre des intoxiqués professionnels. La plupart des industries sont insalubres. Il n'en est guère, en effet, où, dans le cours des opérations, on n'ait à employer des substances toxiques. D'après les conclusions du mémoire de Bertillon, ce sont ces professions qui tiennent la première place dans la statistique de la mortalité, et l'enquête très minutieuse publiée à l'*Office du Travail*, sous la direction d'Arthur Fontaine, sur les « Poisons Industriels », semble avoir surabondamment démontré que les mesures préventives d'hygiène qu'on peut opposer à ces intoxications ne sont que des moyens insuffisants de protection.

Mais il faut faire remarquer qu'indépendamment de ces conditions physiques du travail, il existe certaines formes de salaire qui sont nuisibles à l'ouvrier. C'est, en particulier, le salaire à la tâche qui est basé sur le rapport intime entre le temps et la productivité et qui conduit fatalement au surmenage. Adam Smith déclarait que l'ouvrier aux pièces était disposé à ruiner en peu de temps sa santé.

En effet, quand l'ouvrier est au temps, il ne se presse pas ; s'il est à la tâche, il veut obtenir le même résultat très vite. Enfin, parfois, les ouvriers accusent le patron de mesurer à la tâche les ouvriers supérieurs et de considérer leur travail comme le taux normal que la production doit atteindre, et d'élever ainsi la moyenne d'activité pour tous les ouvriers.

Ce sont ces conditions modernes du travail, esquissées à grands traits, qui, en raison de l'intensité croissante du labeur, dû au perfectionnement incessant des machines et à la division infinie du travail, légitiment l'application des règles permettant d'organiser le travail sur des bases scientifiques et rationnelles.

CHAPITRE II

Le travail au point de vue scientifique.

Avant d'aborder l'étude de la fatigue et du surmenage, il nous a paru indispensable de déterminer ce qu'est le travail au point de vue scientifique. Il est, en effet, impossible d'en vouloir déterminer les règles sans avoir analysé cette notion primordiale, d'où doivent logiquement découler les réformes demandées.

Envisagé sous sa forme économique, le travail est un acte volontaire, déterminé par le besoin, acte causant une peine, une souffrance et engendrant comme un réflexe instinctif, la loi de mécanique et de dynamique sociale de l'économie des forces ou du moindre effort. Cette loi du moindre effort peut être considérée comme la conséquence de la constitution anatomique et physiologique de la machine humaine.

Objectivement, le travail physique n'est qu'une série de mouvements volontaires, coordonnés et aboutissant à un but. Stuart Mill écrit dans ses *Principes* (1) : « Le travail dans le monde physique n'est utilisé que pour mettre les objets en mouvement. Les pro-

---

1. Livre I, page 28.

priétés naturelles, les lois de la matière font le reste. Le génie, l'adresse de l'homme consistent à découvrir des mouvements, des forces pratiques et qui peuvent concourir au but qu'il veut obtenir ».

Ce point de vue nous conduit donc directement au problème primordial du mouvement volontaire, puisque étudier le travail, c'est revenir à l'étude physiologique de la contraction musculaire qui est le principe de ce mouvement.

Cette contraction volontaire a été considérée par certains auteurs comme un tétanos musculaire physiologique. Ainsi que le disent Viault et Jolyet (1) « sous l'influence de la volonté, la contraction des muscles s'accomplit d'un mouvement uniforme qui se traduit graphiquement par un tracé régulier, comme dans le tétanos physiologique parfait. Comme d'un autre côté la durée la plus courte d'une contraction volontaire dépasse toujours la durée d'une secousse, il en résulte que la contraction volontaire est en réalité un tétanos, que la volonté commande et tout à fait analogue à celui déterminé par un courant (Weber). »

Signalons encore la conception originale de d'Arsonval et de certains auteurs tels que J. Bernstein (2) qui sont amenés à rapporter le mouvement muscu-

---

1. Viault et Jolyet. *Traité de Physiologie*, pages 68 et suivantes.

2. Bernstein. *Die Energie des Mükels als Oberflacherenergie.* L'énergie musculaire considérée comme énergie de surface. *Arch. Physiologie.* Année 1898, Tome I.

laire à un effet de tension superficielle des liquides, phénomènes qui paraissent être a priori les seuls capables de rendre compte des énormes et rapides changements qui surviennent dans un muscle qui se contracte.

Physiologiquement parlant (1) le travail est une dépense énergitique opérée dans l'intimité des éléments cellulaires. Cette activité a sa mesure dans la dépense énergitique du muscle évaluée sous sa forme initiale (chimique) ou finale (thermique), laissant place entre elles deux pour une ou plusieurs formes intermédiaires qui ont forcément la même valeur. Cette transformation intermédiaire, qui approprie l'énergie au rôle qu'elle doit jouer, dans le moteur musculaire, avant qu'elle se dissipe, est ce qu'on appelle le travail physiologique du muscle, le mot travail étant ici destitué de son sens habituel en physique pour en prendre un autre, qui rappelle le sens vulgaire qui lui est attaché ».

L'équation du cycle énergitique devient ainsi :

Energie chimique = travail physiologique = chaleur

ou encore :

Energie chimique = travail physiologique = chaleur + travail

Cette seconde équation comporte elle-même deux cas, suivant que le travail est positif, comme dans le cas où le muscle soulève un poids, ou négatif comme dans celui où il le laisse abaisser ; et la physiologie

1. Morat et Doyon. *Traité de physiologie.*

2. Viault et Jolyet. *Traité de Physiologie.*

appelle travail statique, l'emploi qui est fait de l'énergie musculaire pour soutenir un poids dans une position fixe contre une résistance constante, tandis que le travail dynamique, (moteur quand il surmonte la résistance, résistant quand il est surmonté par celle-ci), se rapporte à l'emploi de cette même énergie pour déplacer la charge. Or voyons comment se comporte le travail physiologique dans ces différentes conditions.

1° Cas d'une contraction purement statique, c'est-à-dire où le muscle est en apparence immobilisé dans un état de raccourcissement stable, sans travail mécanique.

Le travail physiologique, la dépense énergitique est fonction de deux facteurs : la grandeur de la résistance (charge) et la grandeur de la déformation (raccourcissement musculaire), comme le prouve la mesure de cette dépense, mesure portant sur les réactions chimiques opérées et sur la chaleur dégagée, corrélativement à des variations déterminées des deux éléments du travail musculaire. Qu'un groupe de muscles un peu importants se contracte, aussitôt la valeur des échanges pulmonaires s'accroît sensiblement, le chimisme musculaire(oxydation), producteur de l'énergie développée, ayant pour effet d'augmenter les échanges d'oxygène et d'acide carbonique à l'orifice des voies pulmonaires. Les différentes mesures afférentes à ces différents cas ont conduit à ce résultat : que la dépense chimique des muscles en contraction varie proportionnellement à la charge qu'ils soutiennent et au degré de leur raccourcissement, ou autrement dit, au produit de la charge par leur raccourcissement. Il en est de même de la chaleur perdue dépensée par le muscle (terme final du cycle énergitique).

2° Cas d'une contraction dynamique avec travail mécanique alternativement positif et négatif s'annulant. Le dégagement de la chaleur subit les mêmes lois de proportionnalité.

3° Cas d'une contraction dynamique avec travail mécanique de signe déterminé.

Le travail est positif ou négatif suivant que le muscle soulève un poids par exemple ou le laisse abaisser. Théoriquement, le travail négatif devrait rétablir le potentiel chimique musculaire diminué par le travail positif, ces deux travaux étant supposés égaux en valeur absolue (déplacement de la même masse, suivant le même chemin). En réalité il n'en est pas ainsi, car la nature animée ne présente pas de systèmes parfaitement réversibles. Cependant si la récupération n'est pas complète, il n'en est pas moins visible que le second travail sera beaucoup plus facile que le premier, la dépense restant moindre dans le cas de travail négatif que dans celui de travail positif. Mais dans les deux cas, il y a dépense effectuée.

Au point de vue biologique, on peut comparer la cellule vivante à un accumulateur qui, sous une influence intercurrente, dégage la force qu'il a emmagasinée. Ainsi considéré le travail ne serait qu'une fonction chimique et un chapitre particulier de thermodynamique. C'est à ce point de vue que s'est placé Armand Gautier, surtout en ce qui regarde l'alimentation de l'homme et l'énergie qui lui correspond. Nous ne croyons pouvoir mieux faire que de reproduire les leçons qu'il a lui-même résumées (1) :

« Cherchons par l'observation directe les quanti-
« tés de principes alimentaires consommés en vingt-
« quatre heures par l'homme adulte et moyen au
« repos. Si elles suffisent à l'entretenir bien portant,
« sans qu'il augmente ni diminue de poids, la con-
« sommation de ses aliments correspondra exacte-
« ment à la quantité de matière assimilée qui, se
« transformant dans le même temps en eau, acide
« carbonique, urée et produits divers, lui a fourni
« l'énergie totale dont il a disposé pendant cette
« période. On pourra donc calculer d'après l'ali-
« mentation la totalité disponible et la suivre dans
« les diverses phases de ses transformations. »

Et voici le tableau qu'il donne d'après plusieurs expérimentations de l'alimentation de l'homme au repos et du travailleur :

---

1. Armand Gautier. *Chimie biologique*, 70e leçon, 5e partie.

A

	Albuminoïdes.	Graisses.	Hydrate de carbone.	Auteurs.
Alimentation de l'homme au repos.....	120 gr.	70 gr.	330 gr.	A. Gautier
Bourgeois français ne faisant qu'un exercice modéré.............	115 gr.	48 gr.	333 gr.	id.
Alimentation de la moyenne population de Paris................	92 gr.	72 gr.	352 gr.	Forter
Ouvrier allemand au repos................	137 gr.	72 gr.	352 gr.	Pettenkoffer et Voit
Soldat suédois en temps de paix........	130 gr.	40 gr.	530 gr.	Almen
Prisonniers ne travaillant pas..........	87 gr.	22 gr.	305 gr.	Schüster
Paysan silésien.....	80 gr.	16 gr.	552 gr.	Meinert
Moyenne...........	108 gr.	49 gr.	53 gr.	

B

Alimentation dans le cas de travail.

	Albuminoïdes.	Graisses.	Hydrate de carbone.	Auteurs.
Ouvrier français travaillant beaucoup.....	190 gr.	90 gr.	600 gr.	A. Gautier
Forgeron anglais soumis à un travail fatigant.................	176 gr.	71 gr.	666 gr.	Playfair
Ouvrier suédois....	146 gr.	44 gr.	504 gr.	Hildesheim
Soldat français en temps de guerre......	192 gr.	40 gr.	651 gr.	A. Gautier
Soldat suédois (en campagne)...........	146 gr.	59 gr.	557 gr.	Almen
Ouvrier bavarois...	118 gr.	56 gr.	500 gr.	Voit
Allemand..........	130 gr.	40 gr.	550 gr.	Moleschott
Moyenne..........	150 gr.	60 gr.	563 gr.	

En vertu de la théorie mécanique de la chaleur, on peut estimer l'équivalent en énergie de ces divers aliments. Pour cela on multiplie chaque quantité de principes immédiats par le nombre de calories que fournit chacun de ces principes par grammes brûlant dant l'organisme, et M. A. Gautier trouve pour l'ouvrier au repos, en prenant la moyenne indiquée par le tableau A, que ces principes immédiats nutritifs sont susceptibles de fournir à l'individu 2.604 calories par 24 heures, tandis que pour l'ouvrier qui travaille, le nombre de ces calories, calculé sur la moyenne du tableau B donne 3.556 calories par 24 heures, soit une augmentation de 950 calories en chiffres ronds, augmentation destinée à fournir le supplément d'énergie nécessaire au labeur d'un ouvrier travaillant sans excès.

On voit donc qu'en moyenne, dans l'alimentation d'un homme qui travaille musculairement sous notre climat pendant une journée (10 heures), deux tiers environ des principes utiles des aliments servent à échauffer le corps, à le maintenir en état de vie et de force latente et se perdent au dehors par rayonnement. C'est la ration d'entretien. L'autre tiers seulement se transforme en travail, lequel tiers ne présente pas en entier du travail utile, c'est-à-dire du travail économique appréciable dans ses résultats.

Pour déterminer le maximum (moyen toujours) de la machine humaine, M. A. Gautier a fait des observations sur les ouvriers des chais dans le Midi qui élèvent l'eau ou le vin au moyen d'une pompe aspirante et foulante pendant une journée de 9 à 10 heures. Pendant ce temps un bon ouvrier arrive, paraît-il à élever de 120 à 150 hectolitres de liquide à 10 mètres de hauteur. Ce travail mesuré en kilogrammètres donne 150.000 kilog. Or le travail total de l'ouvrier dans lequel sont compris les mouvements, le frottement du piston dans la pompe, etc., est de 250, 700 kilogrammètres. Pour suffir à ce travail qui a lieu en automne, les ouvriers prennent un supplément de nourriture dont les principes alimentaires sont représentés par 1.779 calories.

Si ces 1.779 calories se transformaient toutes en travail économique utile, elles donneraient 756.000 kilogrammètres ; or l'ouvrier ne transforme en travail total que le tiers environ de la totalité de ces calories, soit 250.700 kilogrammètres, et en travail réellement utile et tangible que le cinquième environ de la quantité théorique correspondant au supplément d'aliments consommés pour accomplir ce travail, soit, comme nous l'avons vu plus haut, 150.000 kilogrammètres.

Ces résultats d'ensemble montrent que l'énergie totale dépensée par l'homme a un déchet assez fort, et que la machine humaine a un rendement assez faible au point de vue musculaire, par comparaison avec son entretien. Ils font comprendre mieux encore combien l'entretien et le perfectionnement de cette machine ont d'importance et combien l'homme s'habitue trop à se considérer comme une source d'énergie inépuisable.

CHAPITRE III

La fatigue et les surmenage physique ou neuro-musculaire.

Outre les maladies professionnelles proprement dites, telles que celles produites par les poisons industriels (phosphore, plomb, arsenic, mercure, etc.), et dont l'étude spéciale dépasserait les limites du cadre que nous nous sommes tracé, nous avons pensé qu'il était nécessaire d'entrer dans le domaine pathologique du travail, en abordant l'étude de la fatigue et du surmenage physique ou neuro-musculaire, conséquence générale et forcée du travail dépourvu de règles scientifiques.

D'après Littré « la fatigue est un sentiment douloureux avec difficulté d'agir que cause un travail excessif ou trop prolongé. » Pour certains auteurs, et en particulier pour Marfan, elle serait un état normal, et pourrait être considérée comme un signal d'alarme de l'organisme contre un travail trop excessif.

C'est en étudiant la contraction volontaire et en recueillant sur une surface d'inscription les secousses qui amènent l'épuisement du muscle, que Krönecker a déterminé le graphique de la fatigue (1) auquel il a donné sa formule la plus simple. Les contractions se répétant à mesure que croît la fatigue, et leur hauteur devenant moindre et diminuant régulièrement jusqu'à disparaître tout à fait, il en a tiré la loi suivante : « La courbe de la fatigue d'un muscle qui se contracte à des intervalles égaux et avec des secousses d'induction également fortes est représentée par une ligne droite ». Une autre loi formulée par lui est la suivante : « La différence dans la hauteur des contractions diminue quand s'accroissent les intervalles de temps. » En d'autres termes, la hauteur des contractions diminue d'autant plus rapidement que le rythme suivant lequel se produisent les contractions est plus rapide et vice-versa.

Mosso, à l'aide d'un dynamomètre particulier, l'ergographe qui enregistre la contraction d'un des fléchisseurs des doigts de la main, a fait sur l'homme une étude très minutieuse de la fatigue de ces muscles et, d'après ses expériences, il a pu conclure que chaque individu a sa courbe de fatigue qui le caractérise comme son écriture par exemple, et qu'on devait rapporter à la périphérie et aux muscles certains phénomènes de la fatigue qu'on croyait d'origine centrale.

Mais ces études ergométriques, si minutieuses soient-elles, n'ont permis d'envisager la fatigue que

---

1. Voir Mosso. *La fatigue intellectuelle et physique*, traduit de l'italien par Langlois. Chapitre IV, page 51 et suivantes.

dans un muscle isolé, sans se soucier de la part que l'organisme tout entier prend à cette fatigue, et des modifications qu'elle y détermine. Seules, les études de pathologie générale ont élargi la question, en lui donnant toute l'ampleur qu'elle devait avoir dans le cadre nosologique, et en faisant ressortir l'influence du surmenage physique ou neuro-musculaire qui, dans son rapport avec la fatigue, peut suivant Marfan être considéré comme l'exagération de cette fatigue poussée jusqu'à l'état morbide.

D'après les auteurs, les trois facteurs qui peuvent être invoqués pour expliquer les accidents du surmenage sont :

1° L'épuisement des éléments nerveux ;

2° L'auto-intoxication par les déchets du travail musculaire ;

3° Les troubles de l'hématose et de la circulation.

1° *Epuisement des éléments nerveux.* — Tout mouvement quel qu'il soit est commandé par une excitation nerveuse. Or, comme le système nerveux est un appareil d'harmonisation et de régulation des actes vitaux, qui sont, en quelque sorte, à la merci de son pouvoir d'inhibition et de son dynamisme, et, qu'à l'aide des vaso-moteurs il ouvre ou ferme les portes qui laissent passer soit les liquides microbicides, soit les éléments figurés, on peut concevoir *à priori*, que lorsque les contractions musculaires sont trop violentes, la tension de force nerveuse diminue jusqu'à la production du phénomène de l'épuisement.

2° *Auto-intoxication.* — Mais il faut attribuer un

rôle prépondérant dans l'épuisement des éléments cellulaires surmenés, à l'auto-intoxication par les déchets de la désassimilation musculaire. Cette notion a été mise en valeur, dès 1869, par Peter dans ses leçons sur l'auto-typhisation.

Abelous (1) a remarqué que les produits de déchets formés par cette activité physique agissent comme substances paralysantes ou proprement curarisantes de l'élément nerveux. Ces déchets agissent sur les terminaisons du nerf moteur par une sorte d'autocurarisation et seraient le principal facteur de la fatigue neuro-musculaire. « Lorsqu'un « nerf, disent Doyon et Morat (2), est soumis à l'ac- « tion d'un courant tétanisant, il vient un moment « où les contractions cessent d'avoir lieu ; mais si « alors on excite le muscle directement, on voit « celui-ci répondre à l'excitation ; c'est en somme « l'expérience qu'on fait avec le curare, à cela près « que la substance paralysante s'est élaborée ici « sur place, du fait du chimisme musculaire. »

D'autre part, les expériences d'Abelous et Langlois (3) ont montré que les poisons qui se produisent au cours de la fatigue agissent comme ceux qui

---

1. Voir *Pathologie générale Bouchard. Les auto-intoxications*. Tome I, page 808 et 809. Expériences Abelous, Charrin et Langlois.

2. Voir Doyon et Morat. *Traité de Physiologie*. Tome II, page 91.

3. Voir Albanèse. Recherches sur les fonctions des capsules surrénales (*Archives Italiennes de Biologie*. Tome XVIII, année 1892, p. 49).

se produisent à la suite de l'extirpation des capsules surrénales. D'après ces auteurs : « l'extrait alcooli-« que des muscles fatigués exerce la même action « sur les grenouilles que l'extrait alcoolique des « muscles provenant d'animaux auxquels on a retiré « les capsules. Il semblerait, d'après ces résultats, « que les poisons des muscles qui ont été découverts « par Geppert, Juntz, Mosso, sont détruits dans les « capsules, ou tout au moins, y sont atténués proba-« blement par un processus d'oxydation. »

En effet, toutes les fois que le système musculaire est le siège de contractions intenses et généralisées, le muscle, neutre au repos, devient acide. La contraction musculaire engendre de l'acide lactique et c'est sous l'influence de la respiration du muscle qu'il se produit certains poisons (urée, créatine, sucre, phosphates, xanthine, hypoxanthine, acide inosique, acide urique), etc. De plus la réaction alcaline du sang total et celle du sang diminue, tandis que l'acidité réelle du sérum est augmentée (Juntz, Cohnstein, Wetzel, Drouin, Ferruzza).

C'est à l'accumulation de ces déchets dans l'organisme que sont dus en partie les phénomènes de la fatigue et du surmenage. Ainsi que le dit Marfan : « L'organisme surmené fabrique des produits de désassimilation en telle abondance, que les organes d'élimination et de destruction, même normaux, seront insuffisants à en débarrasser l'économie, les produits s'accumuleront et une auto-intoxication s'en suivra. »

Certaines expériences semblent appuyer cette théorie d'une façon décisive. D'abord, c'est celle de Ranke qui produit artificiellement la fatigue, en injectant dans les vaisseaux des muscles d'une grenouille curarisée de l'extrait de muscles fatigués. La contre-expérience a été établie par Krönecker qui, dans les muscles fatigués artificiellement, rétablit partiellement la contractilité en injectant du carbonate de soude ou du chlorure de sodium qui sature et enlève les acides formés dans la contraction musculaire.

Enfin les expériences de E. Gaucher (1) ont montré que les substances provenant de la désassimilation musculaire injectées en excès aux animaux provoquent un empoisonnement qui détermine une néphrite.

Mais il faut faire observer encore l'influence de la fatigue et du surmenage sur les modifications des humeurs de l'organisme (2). Un exercice violent et de courte durée amenant la sueur (Malassez, Willebrand), la marche (Juntz et Schumburg), provoquent une augmentation de globules rouges par suite probablement de la concentration du sang ; des fatigues très prolongées peuvent amener le résultat inverse, peut-être par suite d'une destruction exagérée de globules. De plus, le surmenage provoque la leucocytose. Juntz et Schumburg ont constaté une élé-

---

1. *Revue de Médecine*. Novembre 1888.

2. Doyon et Morat. *Traité de Physiologie*. Tome I, page 698 et suivantes.

vation de polynucléaires neutrophiles de 43 o/o en moyenne, après une marche de 25 kilomètres sous une charge de 22 à 31 kilogrammes. L'augmentation disparaît en général le lendemain, mais peut persister plusieurs jours. Willebrand a constaté une élévation de 47 o/o après un travail énergétique de dix minutes. L'auteur admet une concentration du sang par suite d'une absorption d'eau par les muscles et une inégale répartition de leucocytes (1).

Enfin voici les constatations que le professeur Bouchard a faites en étudiant la toxicité urinaire :

« Quand l'exercice musculaire est modéré, il ne modifie pas la toxicité de l'urine où il la diminue. Quand il est poussé jusqu'à la fatigue il peut produire une diminution et amener le lendemain une augmentation très notable de cette nocivité » (2). Roger a reconnu que le pouvoir thermogène des urines est plus marqué quand l'homme qui les fournit a produit un travail musculaire que, lorsqu'il est en repos.

Dans un travail récent, M. Tissié a rapporté d'in-

---

1. Dans les infections et les maladies, on observe généralement l'augmentation des leucocytes.

Les polynucléaires neutrophiles augmentent dans les suppurations, les inflammations et la plupart des maladies graves.

Les maladies qui abaissent le nombre des leucocytes sont rares. Le fait s'observe à la période d'état de la fièvre typhoïde et de la rougeole, dans le paludisme, diverses anémies ou formes de grippe.

2. *Traité de pathologie générale Bouchard. Les intoxications*, tome I, pages 779 et suiv.

téressantes études de M. Sabrazès qui établissent que le coefficient urotoxique à la suite d'un grand travail musculaire peut s'élever à 2,35 et atteindre encore le lendemain à 0,893.

3° *Influence des troubles de la respiration et de la circulation.* — Toute fatigue corporelle un peu exagérée a pour effet d'accélérer les mouvements respiratoires. D'après certains auteurs, et en particulier d'après Mosso, cette suractivité fonctionnelle résulterait de l'auto-intoxication. Pour Ch. Richet, dans le travail musculaire, la respiration aurait une action hypothermisante destinée comme la sueur au refroidissement du corps.

Mais cette accélération de la respiration est surtout liée aux troubles cardiaques. Cette suractivité cardiaque produite par les efforts violents ou prolongés est facilement démontrée par les mensurations de Potain, qui a montré qu'ils pouvaient déterminer une dilatation brusque du cœur et une augmentation progressive de la matité cardiaque, s'accroissant en raison directe de la répétition de ces exercices.

Quoi qu'il en soit, il nous a paru intéressant de rapporter les conclusions d'un travail fait dans le laboratoire de Physiologie de la Faculté de médecine par MM. Athanassin et Carvalho (1) sur l'influence du travail musculaire sur le système cardiaque :

1° « L'accélération du cœur qui accompagne et

---

1. *Archives Physiologie*, année 1898, 5e série, 10e année, pages 346 et suiv.

suit le travail musculaire est indépendant des variations de la pression sanguine. Elle ne reconnaît pas pour cause les troubles mécaniques et chimiques produits par le travail musculaire dans la fonction respiratoire. C'est un phénomène essentiellement nerveux d'origine périphérique. »

2° « Les muscles qui travaillent envoient des excitations vers les centres nerveux supérieurs, qui, dans leur passage par le bulbe, inhibent le centre modérateur du cœur en augmentant ainsi la fréquence cardiaque. »

3° « Ce phénomène dont l'intensité semble être proportionnelle à la grandeur du travail a pour but essentiel la régulation de la pression sanguine. ».

4° « Dans le cas d'un travail prolongé et spécialement sous l'influence de la fatigue, certains corps toxiques prennent naissance qui peuvent encore agir en accélérant le rythme du cœur. Toutefois cette accélération ne doit pas être considérée comme un phénomène normal, mais plutôt pathologique. »

Enfin non seulement le surmenage est une cause efficiente de maladie produisant des accidents aigus ou subaigus et certaines fièvres à forme clinique typhoïde et à forme cardiaque ou pseudo-rhumatismale (1) ; mais il est surtout une cause prédisposante de maladie favorisant l'invasion microbienne de

---

1. Voir *Pathologie générale Bouchard*, p. 460 et suivantes.

2. Voir Expériences Charrin et Roger. *Path. générale Bouchard*, page 477, tome I.

l'organisme, alors que les bacilles gagnent leur virulence dans l'organisme même, quand sa résistance fléchit et ne s'oppose plus par ses défenses organiques (activité des phagocytes, pouvoir chimiotaxique des cellules, action bactéricide et antitoxique des humeurs), à l'exaltation de virulence de ces microbes, réduits jusqu'alors à l'état d'impuissance et inoffensifs.

Pour certains auteurs, c'est l'accroissement de l'acidité du sang sous l'influence du surmenage qui ferait fléchir la résistance à la maladie. Si on ajoute un peu d'acide lactique dans les muscles, une culture de charbon symptomatique, sans effet dans les conditions déterminées, provoque la mort (Arloing). Roux et Nocard ont confirmé ces résultats. Charrin a montré que les injections à faible dose d'acide modifient d'une manière générale la réceptivité de l'organisme. Cette diminution de l'alcalinité du sang a été constatée aussi dans certains états pathologiques : chez les brigthiques, au moment des crises urémiques (Charrin) ; après la ligature des deux uretères chez le chien (Orlowsky) ; au cours des infections chez les rhumatisants ; dans le coma diabétique, le choléra (Centani, Petrone, Manfredi) ; pendant la fièvre (Schiff, Calabrese, Drouin) ; dans la syphilis, la cachexie cancéreuse, les états graves.

Le surmenage peut en effet éveiller certaines diathèses jusqu'alors endormies, comme chez les arthritiques, où il provoque souvent une crise de la diathèse (accès de goutte, crise de migraine, crise d'hémorrhoïdes). D'après Gilles de la Tourette et G. Gasne (1) : « le travail trop prolongé, l'insuffisance de l'alimentation, le séjour de l'atelier, font éclore les symptômes de l'hystérie tout autant que la vie intellectuelle et de plaisir. » Même il peut faire éclater certains paroxysmes, notamment des paralysies, comme l'ont montré Ch. Féré et Charcot, dans l'hystérie, et comme l'a montré Levillain dans la neurasthénie. De plus, il peut localiser les effets morbides sur le système locomoteur, ou sur certaines parties de l'organisme comme dans la myosite, dans l'ostéomyélite, dans l'atrophie musculaire progressive (2) qui commence toujours par certains groupes musculaires soumis au surmenage, dans la paralysie glosso-labio-laryngée (souffleurs de verre). Certains auteurs considèrent encore le surmenage comme une des causes principales du goître exophtalmique et du diabète azoturique (3).

Enfin, il existe un surmenage chronique chez ceux dont les professions exigent un déploiement excessif de forces musculaires. Certains auteurs pensent

---

1. Art. Hystérie. *Traité de Médecine Brouardel et Gilbert.* Tome VIII, Page 20.

2. Observat. de Hamond où chez un maître de danse l'atrophie se manifesta par les muscles du mollet. Observat. de Raymond où chez un ouvrier rubanier qui travaillait au métier Jacquard et était obligé d'élever et d'abaisser alternativement ses bras pendant des journées entières, l'atrophie commença par les muscles de l'épaule.

3. Voir Collet. *Précis de Pathologie Interne.*

même que le surmenage peut prendre place à côté de la syphilis et de l'alcoolisme parmi les causes de l'artério-sclérose. Il semblerait, en effet, que le surmenage chronique en jetant en abondance dans la circulation les déchets de la désassimilation musculaire peut aboutir à cet état de sclérose artérielle et de cachexie que présentent certains surmenés.

L'épuisement nerveux, l'auto-intoxication, les troubles de la respiration, la suractivité cardiaque donnent à la longue à l'organisme une empreinte de déchéance constitutionnelle. Il suffit de regarder des ouvriers voués à des travaux pénibles, (terrassiers, mineurs, carriers, forgerons, etc.) pour observer que leur attitude révèle les troubles produits par le surmenage. Certains d'entre eux sont en quelque sorte cachectisés par le travail. Ils sont empreints d'une sorte de lassitude générale ; leurs gestes sont lents, leur démarche traînante et soudée, leur physionomie figée en quelque sorte dans la même expression d'hébétude et de torpeur.

Ces professions qui obligent à des efforts considérables disposent à l'emphysème pulmonaire (1). L'effort favorise et occasionne la rupture des fibres élastiques du poumon et, par l'intermédiaire de l'emphysème, amène la dilatation du cœur. D'après Marfan, outre les accidents aigus, désignés sous le nom de cœur forcé, de cœur irritable, hypertrophié,

---

1. *Traité de médecine*, Charcot, Bouchard et Brissaud, tome IV, art. *Emphysème*.

athlétique, aboutissant à l'asystolie, la suractivité cardiaque résultant du surmenage physique chronique peut forcer le cœur d'une manière irréparable chez certains individus chez lesquels cet organe est déjà altéré par des lésions cardiaques préexistantes (valvulaire, myocardique, péricardique) ou par des maladies virulentes ou toxiques. Talamon pense que le surmenage chronique peut favoriser le développement de l'hypertrophie du cœur au moment de la croissance et c'est pour Huchard (1) une des causes effectives de cette modification pathologique.

On a pu considérer aussi les effets de l'activité professionnelle sur le développement du corps (poids et taille). D'après une statistique du Comité d'anthropologie d'Angleterre rapportée par le Dr Toulouse, voici la taille moyenne correspondant aux différentes professions :

Classe privilégiée, professions libérales. .	175 cm.
Négociants, clers, boutiquiers.	172
Ouvriers de campagne.	171
Artisans de ville.	169
Ouvriers de fabriques et usines. . . .	167

De même, le poids du corps est dès la puberté et durant toute la vie, inférieur chez les ouvriers. A vingt ans un artisan pèse, par mètre de taille,

---

1. Huchard. *La pseudo-hypertrophie cardiaque de la croissance. Journal des patriciens*, 11 novembre 1904.

32 kilogrammes et un individu de classe riche 36 kilogrammes.

La mortalité est aussi plus élevée chez les ouvriers que dans les autres classes sociales. Aussi la population ouvrière se raréfie-t-elle plus vite que la population générale à mesure que l'on considère un âge plus avancé.

D'après une statistique allemande de Bade, il y a dans tout le duché pour 100 adultes de 20 à 40 ans, 30 vieillards de plus de 60 ans, et il n'y a proportionnellement que 2 vieux ouvriers employés dans les fabriques.

C'est en effet surtout parmi les ouvriers que la tuberculose fait des victimes. Fille de la misère physiologique, elle peut être classée parmi les maladies sociales créées par une mauvaise répartition des richesses et par une mauvaise organisation du travail. Elle est le triste apanage des pauvres et des surmenés, et ce sera l'honneur du professeur Brouardel d'avoir su attirer l'attention des pouvoirs publics, sur la nécessité impérieuse de la lutte contre une maladie, qui, d'après les statistiques, fait périr 150.000 personnes par an, en France, et semble à elle seule accaparer dans les grandes villes la moitié des décès.

Il y a déjà longtemps que Peter et Jaccoud ont écrit que le surmenage est une des causes principales de la tuberculose : « L'observation enseigne, dit Jaccoud, que les causes ordinaires de la tuberculose tardive sont le refroidissement répété chez des individus surmenés par des excès de travail et de misère » (1).

Le bacille de Koch n'a pas en effet une vitalité très grande. Une exposition de quelques instants au soleil suffit pour paralyser son activité ; et nos humeurs le rendent vite inoffensif à l'état normal. L'expérience clinique nous montre que la tuberculose est faiblement contagieuse (1) et qu'elle ne se développe que sur un terrain favorable à son éclosion et mis en état d'infériorité de résistance par le surmenage et la misère (2).

Ainsi envisagée la tuberculose devient une question sociale, intimement liée à la question de la réglementation du travail.

D'après le Dr Toulouse encore (3) : « La viciation de l'air et l'alcool si souvent incriminés ne sont que des causes secondaires de l'éclosion de la maladie. Pour lui, le facteur principal est le surmenage musculaire surtout causé par un travail pressé. »

Et la démonstration typique qui lui est fournie par l'armée semble venir appuyer d'une façon irréfutable cette opinion :

1. Voir à ce sujet une observation de Girode, *in Société anatomique*, 1897, p. 137.

2. Sur 2.192 cas de tuberculose, le Dr Lancereaux n'a trouvé la contagion pure que dans 46 cas.

3. D'après une statistique du Dr Brouardel, la mortalité par tuberculose à Paris est, dans un quartier, en raison inverse de l'aisance des habitants alors que les Champs-Elysées fournissent 108 pour 10.000 hab., le quartier de Plaisance atteint la proportion de 104 pour 10.000.

4. «La Tuberculose. Dr Toulouse», *Journal*, 16 nov. 1903.

« Voilà, dit-il, les jeunes gens les plus robustes et « les plus résistants. Ils sont placés dans des caser- « nes qui, malgré leurs imperfections hygiéniques « —signalées à la Chambre par le Dr Lachaud—cons- « tituent, par leur cubage, une supériorité sur la « plupart des habitations. Les dortoirs sont plus « vastes et plus aérés que les chambres surpeu- « plées où vivent, avant leur conscription, les jeunes « paysans et surtout les jeunes ouvriers des villes. « Les soldats passent une grande partie de leur vie « au grand air, au champ de manœuvres ou sur les « routes. On les oblige à une vie régulière, assurant « un repos nocturne suffisant et interdisant la veillée. « La nourriture est plus substantielle que dans nos « familles agricoles. Or l'armée, qui représente une « sélection d'individus placés dans des conditions « générales plus hygiéniques, fournit près de quatre « fois plus de tuberculeux que la population civile. « Et c'est là un phénomène qu'on peut observer « dans les autres pays. En Angleterre, où la sélec- « tion est encore plus sévère et où le régime des sol- « dats est plus confortable, les militaires donnent à « la tuberculose trois fois plus de décès que la popu- « lation générale, exactement 35 au lieu de 13 pour « 10,000.

« Il y a d'autres faits particuliers très convaincants. « En voici un rapporté par le Dr Albert Robin. Il y a « quelques années, les pompiers de Paris furent déci- « més par la tuberculose. Le médecin inspecteur « général Colin, procéda à une enquête et attribua

« cette mortalité excessive a un surcroît de besogne « amené par la transformation de l'outillage et non « compensé par une alimentation suffisante. Des « modifications faites dans ce sens et aussi le renvoi « des hommes les moins résistants firent tomber la « morbidité tuberculeuse. C'est un remède de ce « genre que le Dr Emile Dubois propose depuis plu- « sieurs années à la Chambre avec une clairvoyante « ténacité. Une autre preuve est donnée par la diffé- « rence de la résistance de l'homme et de la femme à « la tuberculose. Dans la période de la plus grande « activité sociale, l'homme, mieux nourri que la « femme mais plus surmené, est aussi beaucoup plus « souvent atteint par le germe tuberculeux.

« C'est d'ailleurs un fait bien instructif pour moi « que la recrudescence de la tuberculose au mo- « ment où l'exercice physique des enfants et des « adultes est plus cultivé que jamais. Il ne me sur- « prend pas ; car je suis persuadé que la fatigue « musculaire est sous ce rapport très dangereuse. « La plus grande vigueur obtenue par les sports ne « préserve pas les professionnels de l'athlétisme « qui sont décimés plus que les autres ; et les « anciens avaient raison de dire : « Mauvais sol- « dat comme un athlète. » Force musculaire et résis- « tance aux maladies ne vont pas ensemble et s'ex- « cluent même à un moment.

« Si l'on voulait trouver des preuves d'un autre « ordre, on les demanderait aux observations si « originales du docteur Albert Robin, qui a cons-

« taté que la prédisposition à la tuberculose était « donnée par une vie organique plus active, et aux « belles expériences de Charles Richet et Héricourt, « qui ont montré que le suc musculaire était le meil- « leur antidote de la tuberculose. »

Enfin nous ne pouvons conclure ce chapitre, sans faire observer qu'un travail, même normal, constitue un surmenage chez la femme pendant les trois derniers mois de la grossesse. Il y a même là un surmenage à répétition doublement néfaste et pernicieux au point de vue social, puisque ce travail est nocif pour la mère et plus encore pour l'enfant auquel elle doit donner naissance.

C'est ce qu'a très bien étudié et fait ressortir la commission extra-parlementaire dite de dépopulation, nommée par le Ministre de l'Intérieur, sur la proposition de M. le Sénateur Piot, pour rechercher les moyens d'enrayer le double fléau de la diminution des naissances et de la progression des décès du premier âge.

Cette commission (1), composée en partie de sommités scientifiques, a exposé des statistiques très curieuses. Les savants rapporteurs ont fait des parallèles entre la vie et la mort des Français et des étrangers.

Ils ont constaté par des relevés puisés aux meil-

---

1. La Mutualité française (Mutualité Maternelle), journal *Le Matin*, 28 mars 1904, par J. Barberet directeur de la Mutualité.

leures sources et par l'établissement d'ingénieuses comparaisons, que le poids des naissants différait selon la nature des occupations incombant aux mères et le temps de repos avant leurs couches.

Les femmes qui se reposaient huit jours, quinze jours, trois semaines ou un mois au préalable accouchaient d'enfants plus ou moins pesants au fur et à mesure de la prolongation du repos. Celles qui travaillaient debout, assises ou en actionnant des machines, mettaient également au monde des enfants plus ou moins lourds, selon la variété de leurs mouvements.

CHAPITRE IV

La réglementation physiologique du travail.

C'est un besoin économique urgent et un devoir pressant que d'établir les règles scientifiques du travail. Cette entreprise ne semble plus actuellement au-dessus des forces de la science moderne. Il est des découvertes théoriques à conséquence sociale, qui réclament leurs applications et mènent d'emblée à des données pratiques dont la réalisation constitue dans l'état statique des sociétés de véritables révolutions.

Le travail mal organisé est une erreur antiphysiologique et anti-sociale. La question a été nettement posée devant le conseil d'hygiène publique de Bruxelles. C'est à la société à prendre en face de pareilles erreurs la défense des ouvriers qui sont les lutteurs de l'activité économique. Ces règles dégageront l'ouvrier de la lourde discipline qui l'incorporait à l'entreprise, comme un élément indissoluble et réhabiliteront le travail en en modifiant les conditions mauvaises, qui compromettent et abrègent l'existence humaine.

La réglementation du travail semble peut-être *a priori* rétive à l'expérimentation. Il existe en effet de nombreux facteurs qui viennent compliquer cette étude, mais l'analyse scientifique permet néanmoins de poser des jalons précis conduisant à des règles physiologiques expérimentalement établies. On voit, en effet, d'après l'analyse physiologique et biologique du travail et d'après l'étude du surmenage physique ou neuro-musculaire, (sans parler des maladies professionnelles proprement dites, dont chacune constitue un chapitre particulier de pathologie), que le laboratoire, les expériences de physiologie et les observations cliniques mettent à notre disposition différents procédés qui permettent de régler le travail d'une façon rationnelle et scientifique.

La mesure de la ration alimentaire de l'homme en temps de repos et en temps de travail, la calorimétrie musculaire directe, la méthode indirecte (1), qui consiste à chercher l'équation des échanges entre le muscle et le sang, les études ergométriques sur

---

1. Méthode indirecte. Il y a consommation par le muscle d'un hydrate de carbone et d'oxygène empruntés au sang et restitution par lui d'une quantité équivalente d'acide carbonique rendue au sang. Ce phénomène de respiration cellulaire explique le dégagement d'énergie opéré par le muscle qui peut être considéré comme l'organe énergétique par excellence.

la fatigue, et sur la contraction musculaire, les observations chaque jour plus complètes sur les éléments constitutifs du surmenage : épuisement des éléments nerveux, troubles de la circulation et de la respiration et auto-intoxication, constituent autant de moyens favorables à la solution de ce problème.

Enfin, l'analyse des humeurs, la mesure de l'acidité du sang, l'étude de la leucocytose, la mesure de la toxicité urinaire, liée en partie à l'intensité des échanges organiques dépendant du travail et qui est la mesure de la nocivité des plasmas, permettent de pénétrer le mécanisme de la nutrition, d'établir le rapport entre l'assimilation et la désassimilation, et de mesurer physiologiquement le travail en lui assignant une durée proportionnelle aux dangers qu'il présente pour l'organisme.

Des moyens moins scientifiques et moins précis, pouvant encore nous renseigner sur les effets nocifs d'un travail mal organisé, consistent à établir, d'après des statistiques, le nombre des maladies dans les diverses professions.

Un des tableaux les plus complets est celui de Schuler et Burkhardt, pour la Suisse, publié dans une remarquable thèse : *La journée de huit heures au point de vue de l'hygiène*, par le Dr Elia Sachnine et emprunté à cette thèse par le Dr Toulouse.

Sur 1.000 ouvriers de chaque métier, il y a la proportion suivante de malades :

Imprimeurs et relieurs	180
Tisseurs en soie	205

Teinturiers et blanchisseurs . . .	282
Ouvriers de fabriques de papiers. .	343
Serruriers et tourneurs	427
Ouvriers en bois	536
Fondeurs	655

De plus, pour bien saisir encore l'influence nocive du travail il faut, dans une même industrie, suivre la santé des ouvriers qui sont employés à des besognes différentes.

D'après le Dr Toulouse, dans les chemins de fer allemands, le nombre des malades pour 100 est de 26 pour les employés de bureau, de 32 à 54 pour les employés de la voie et de 82 pour les mécaniciens et les chauffeurs.

L'étude de la mortalité peut nous fournir des renseignements tout aussi démonstratifs : La tuberculose qui est considérée comme une maladie de surmenage et de misère peut être, pour ainsi dire, prise comme l'étalon et la commune mesure de la nocivité du travail. Une statistique de cette maladie spéciale à chaque profession pourrait fournir à cet égard des indications très précises.

Des enquêtes rigoureuses scientifiquement établies d'après les procédés que la physiologie met à notre disposition, devraient être la base de la réglementation du travail. Dans ce but, (outre certaines règles spéciales édictées en faveur des femmes et des enfants des deux sexes et dans les détails desquelles la portée générale de cette étude ne nous permet pas d'entrer), la durée du travail pour chaque catégorie de professions, après une étude préalable et minutieuse des différents métiers susceptibles d'être classés dans telle ou telle catégorie, devrait être déterminée expérimentalement d'après les méthodes précises de mesure physiologique.

En décidant que la journée de travail ne pourra excéder dix heures, la loi de 1900 a entendu non pas indiquer une moyenne, mais fixer pour toute journée quelconque un maximum rigoureux. Mais cette unification de la journée de travail pour tous les ouvriers protégés, qui semble *a priori* impliquer un idéal de justice, satisfaire pleinement le principe d'égalité, et qui, comme certains auteurs l'ont prétendu (1), semble vouloir, par l'entrée à la même heure à l'atelier, par le repos à la même heure et la sortie à la même heure, « restaurer la vie en commun pour le plus grand bien matériel ou moral de la famille ouvrière », est une disposition trop générale et trop vague pour qu'elle puisse s'appliquer raisonnablement à tous les cas donnés.

La formule abstraite des trois-huit, qui semble avoir condensé toutes les revendications sociales, devient une formule dangereuse au point de vue scientifique, fausse au point de vue expérimental, puisque l'observation la plus sommaire impose à la raison, avec la clarté de l'évidence, que des ouvriers employés au maniement du phosphore, du plomb ou de l'arsenic, ne devraient travailler qu'un nom-

1. Jay. Rapport au Congrès de Paris. page 48.

bre très limité d'heures par jour, peut-être même tous les deux jours, tandis que des surveillants, qu'un gardien de square par exemple, qui n'a aucune dépense physique à faire, peuvent sans danger pour leur santé travailler consécutivement plus de huit heures.

Véritablement scientifique au contraire, la détermination expérimentale de la durée de travail aboutirait pour chaque catégorie de professions à la journée *maxima sanitaire.* Cette journée maxima sanitaire serait en quelque sorte *la formule nouvelle du travail dans l'emploi méthodique et rationnel des énergies physiques.* Et ce serait là, dans nos sociétés modernes démocratiques, en même temps que l'un des désirs les plus ardents de la classe ouvrière, la première condition du progrès pacifique, qui permettrait de réorganiser scientifiquement le travail en faisant une durée de travail, non plus égale pour toutes les professions mais variant au contraire d'après la nocivité de chacune d'elles, et d'après le degré de surmenage qu'elles imposent à l'organisme.

En Allemagne, le Conseil Fédéral à très heureusement utilisé les pouvoirs que lui confère la loi de 1891, dans l'intérêt de l'hygiène et de la salubrité publiques, pour réglementer directement le travail des adultes dans certaines industries, réputées particulièrement insalubres et dangereuses (art. 120 e). C'est ainsi qu'ont été réglementées pour l'ensemble du personnel la durée et les conditions du travail dans les boulangeries (ord., 3 mars 1896), les ateliers de confection et de lingerie (ord., 31 avril 1897), les moulins à blé (ord., 26 avril 1899), les auberges et débits de boissons (ord., 25 janvier 1902), les verreries (ord., 5 mars 1902), les carrières (20 mars 1902) journée de 9 à 10 heures, les laminoirs et forges (ord., 27 mars 1902) (1).

De plus, il faudrait déterminer expérimentalement quel serait le repos intercalaire nécessaire entre deux périodes de travail. Cette ration du repos est un des chapitres les plus intéressants de la réglementation physiologique du travail. Elle permet, avec un travail même prolongé, d'éviter la fatigue et le surmenage, et laisse à l'organisme le temps de se mettre pour ainsi dire en garde contre l'excès du labeur et de préparer ses défenses naturelles. C'est là tout le secret des haltes répétées qui permet de si longues étapes, en fractionnant les dépenses musculaires et en interrompant la fatigue. Le repos calculé scientifiquement doit avoir la valeur d'un stimulant pris en quelque sorte à dose thérapeutique, mais ainsi considéré, il doit être établi distinctement pour chacune des catégories de professions dans lesquelles les dépenses énergétiques des muscles ne sont pas les mêmes, et non pas fixé simultanément dans tous

---

1. Voir le texte ou l'analyse de ces ordonnances dans les recueils suivants : *Ann. de législ. étrangère*, *Ann. de législ. du Travail*, *Bulletin de l'Office du Travail français*, *Bulletin de l'Office international du Travail*. — Cf. Rapports Weber et Hitze aux Congrès de Bruxelles et de Paris.

les ateliers, à la même heure, entre les limites de la journée de travail, ainsi que l'indique la loi de 1900.

L'influence des alternatives du repos et du travail sur la puissance musculaire a été étudiée par Ch. Richet et André Broca (1). Ces auteurs ont constaté certains faits paradoxaux qu'on n'aurait pu soupçonner *a priori*, et qu'il nous a semblé intéressant de rapporter :

« On sait, en effet, disent ces auteurs, que pendant la première minute on fait un travail très fort. Il s'ensuit que si on prend un certain temps de repos après le travail, on rend au muscle une vigueur nouvelle. La conséquence en est assez importante. Après un repos d'une minute, le travail plus considérable de la minute suivante compense à peu près le repos. La totalité du travail accompli dans la minute du repos et les minutes suivantes n'aura donc pas subi de diminution appréciable. »

En voici un exemple (Poids de 1.000 grammes. Fréquence 150 par minute).

Grammamètres par seconde.				Grammamètres par seconde.			
1re minute.		49	moyenne 29	7e minute.		30	moyenne 29
2e	»	26		8e	»	30	
3e	»	31		9e	»	00	Repos.
4e	»	27		10e	»	49	moyenne 28
5e	»	31		11e	»	34	
6e	»	27		12e	»	28	

1. De quelques conditions du travail musculaire chez l'homme. (Etudes ergométriques), par MM. André Broca et Ch. Richet. *Archives de Physiologie normale et pathologique*, 5e série, 1898. Page 225.

« Nous pourrions, disent Richet et A. Broca, citer quantité d'exemples analogues prouvant qu'un court moment de repos, d'une minute par exemple, ne fait pas diminuer le travail total ; l'énergie récupérée par le repos du muscle se retrouvant tout entière dépensée dans la minute qui suit le repos. »

« L'expérience est rendue plus nette encore, si l'on compare un travail régulier, continu, à un travail dans lequel se succèdent des alternatives rythmées de travail et de repos. Dans ce cas, quelle que soit la valeur absolue du travail effectué, un fait remarquable se produit, c'est que la fatigue diminue et la douleur disparaît. On peut continuer longtemps, presque sans fatigue et certainement sans douleur, un travail intermittent qui, étant continu, eût été extrêmement pénible. »

Mais c'est surtout avec des poids très forts (supérieurs à 1.000 grammes) qu'apparaît l'influence salutaire de l'intermittence.

Enfin, voici une expérience dans laquelle, grâce aux intermittences, un travail maximum a été effectué, bien supérieur à tout ce qui a pu être fait en travail continu. Les intermittences étaient de 1",3 ; et elles étaient égales aux temps de travail. La fréquence était de 200 par minute et le poids variable. Les chiffres représentent les moyennes de six minutes de travail.

Poids en grammes.	Grammamètres par seconde.	Poids en grammes.	Grammamètres par seconde.
800.	50	1.300.	80
900.	58	1.400.	84
1.000.	65	1.500.	91
1.100.	70	1.600.	89
1.200.	76	1.700.	84

« Ainsi par le fait des intermittences, la puissance du muscle a pu atteindre le double de la puissance à laquelle il a pu arriver par le travail continu, et cela, comme nous l'avons déjà dit, au prix d'un effort beaucoup moindre et d'une souffrance presque négligeable, si on la compare à l'état pénible d'un travail continu. »

En comparant ces faits on voit que, par l'analyse expérimentale, on peut arriver à trouver les meilleures conditions du travail. Ces faits comportent assurément des conclusions pratiques et théoriques.

« D'après Richet et A. Broca, les conclusions théoriques semblent se résumer en des questions de circulation musculaire et de réparation par le sang oxygéné.

Après le travail, il se fait constamment un énorme afflux sanguin dans le muscle, et c'est grâce à cette circulation plus active, *post laborem*, que peut s'effectuer la restitution du muscle ».

« Il paraît en effet probable que c'est par le sang oxygéné que se fait la réparation du muscle, car l'oxygène détruit les produits nocifs de la contraction musculaire. Des contractions répétées, énergiques et continues, en épuisant l'oxygène du sang irrigateur, mettent le muscle dans cet état de *contraction anaréobie* (1) qui est funeste à la vie musculaire. Par conséquent, plus la circulation sera active, moins il y aura à craindre l'état anaréobie, et par conséquent la ruine et la fatigue du muscle. Or, ce qui empêche le muscle de donner toute sa puissance, c'est précisément la sensation de fatigue, due vraisemblablement aux produits toxiques d'une contraction musculaire qui s'est effectuée en présence de quantités insuffisantes d'oxygène ».

« L'influence des intermittences semble donc se ramener à ces deux lois fondamentales: 1o le maximum de la circulation musculaire a lieu lorsque le repos succède au travail (vaso-dilatation de Chauveau); 2o la contraction est d'autant plus puissante et d'autant moins douloureuse que la circulation est plus active. »

On peut encore, dans un autre ordre d'idées, se rendre compte par le nombre des accidents du travail de l'influence sur la fatigue, du repos intercalé entre deux périodes de travail. C'est ce qu'a démontré expérimentalement la statistique d'une société autrichienne d'assurances.

Un repos de 15 à 20 minutes a suffi pour diminuer les accidents d'un quart, tandis qu'ils sont plus fréquents à mesure que le travail se prolonge et que la fatigue accumulée rend les ouvriers moins attentifs et peut-être aussi moins habiles dans leurs mouve-

1. Voir *Archives de physiologie*, 1897.

ments. C'est ainsi que, d'après les statistiques de l'Institut municipal d'assurances allemand, pour cent accidents, il y en a eu deux entre 6 et 7 heures du matin; cinq entre 7 et 8 heures et 8 et 9 heures; six entre 9 et 10 heures; dix entre 10 et 11 heures et midi.

Enfin la résistance de l'organisme variable suivant chaque individu semble encore un obstacle à la réglementation du travail. Même chez l'individu, il se peut que certains organes présentent des aptitudes fonctionnelles restreintes. C'est ce que le professeur Potain désignait sous le nom de meïopragies (1). « Soit par le fait d'une disposition congénitale, soit « par le fait d'une lésion antécédente, il se peut qu'un « appareil ne puisse fonctionner sans troubles qu'à « la condition de fournir une somme de travail infé- « rieure à la moyenne normale. La pathologie offre « de nombreux exemples de ces meïopragies. Un « organe atteint de débilité native ou acquise peut « avoir sa fonction annulée par une lésion minime « en apparence. »

Ce sont là des notions importantes à connaître et qui légitimeraient, pour chaque ouvrier, la création d'un carnet sanitaire individuel, faisant connaître son passé pathologique et permettant, en connaissance de cause, de chercher à lui donner un travail plus en rapport avec sa constitution. Cela serait particulièrement utile dans les usines où les tâches sont

---

1. Voir *Pathologie générale*, Bouchard, tome I, page 448.

si variées et si nombreuses, qu'elles pourraient, dans une certaine mesure du moins, aider à favoriser ce choix d'aptitude fonctionnelle et à mettre à profit la nécessité des spécialisations qui obligent chacun de nous à exercer son activité dans un domaine nettement limité.

Ceux qui prendront l'initiative de ces réformes seront peut-être accusés de compromettre l'industrie nationale. Pour répondre d'avance aux objections possibles, nous ferons remarquer que le rapport de la Commission française supérieure du Travail a montré que les lois de 1892 et de 1900, qui ont eu pour effet de réduire dans un grand nombre d'établissements industriels la journée de travail, n'ont aucunement porté atteinte à la prospérité économique de l'industrie française.

Si quelques théoriciens ont craint que la limitation des heures de travail pût exercer une certaine influence sur le taux des salaires, des économistes éminents ont démontré, en se prévalant des statistiques, que la productivité du travail qui détermine le taux des salaires n'est pas proportionnelle à la durée du travail. Ainsi que le dit Pic (1) : « La durée du « travail n'est que l'un des facteurs de la productivité « ou résultat utile du travail industriel ; mais un « autre facteur réside dans l'intensité du travail pen-

---

1. Pic. *Traité de Législation Industrielle.* Chapitre V, page 514.

« dant une unité de temps, l'heure par exemple ; un « troisième facteur sera la valeur intrinsèque du « travail. Or, il est certain que le travail de l'ouvrier « surmené par un travail excessif, trop prolongé, « n'est ni aussi intense, ni aussi bien fait que « le travail de l'ouvrier auquel le patron n'impose « qu'une tâche proportionnée à ses forces physi- « ques (1).

Bien plus, cette réduction d'heures de travail aurait comme avantage indirect de diminuer le chômage qui est dû à une surproduction momentanée, et de rendre pour l'ouvrier le travail plus régulier, moins ininterrompu, sans les à-coups de la hâte. Elle permettrait sans les longues intermittences du chômage, de favoriser l'entraînement de l'ouvrier au travail, qui est, en quelque sorte tempéré, et toléré par le fait de l'habitude, fait par lequel s'établit un rapport entre la désassimilation et la puissance éliminatrice et dont les conditions de nocivité sont en quelque sorte atténuées par cet état d'entraînement (1).

---

1. Cs. Dron. Rapport sur le travail des adultes dans les établissements industriels. Ch., 26 juin 1893, ann. N° 2874. Consulter également sur les résultats favorables dans la réduction de la journée du Nord, les fabriques de broderie de l'Est... etc., les rapports des inspecteurs pour les années de 1893 et suiv.

1. D'après Gautrelet et Lagrange. « Les graphiques de la fatigue et de l'entraînement ». *Revue des maladies de la nutrition*, 15 janvier 1894. L'état d'entraînement à un travail musculaire est, au point de vue de la chimie des urines, dia-

Du reste, ainsi que le dit Jay (1) : « Si vraiment dans un cas donné, il était démontré que la législation protectrice porte atteinte aux intérêts de l'industrie, l'alternative qui se présenterait serait la suivante : Vaut-il mieux continuer à subir un dommage permanent et irréparable du corps et de l'esprit de nos ouvriers, ou tendre pendant quelque temps nos énergies, pour permettre à l'industrie de compenser les pertes que lui ferait éprouver la nouvelle législation ? Aucun sacrifice n'est assez grand lorsqu'il s'agit de maintenir l'intégrité morale et physique d'une partie de la nation. Nous accordons des droits de douane et de primes à notre industrie pour lui permettre de soutenir la concurrence étrangère ; ne pourra-t-on pas lui en accorder aussi pour maintenir l'existence de ceux qui la servent ? »

Sans doute, il serait utile d'organiser des congrès pour préparer les nations à l'urgence de ces réformes et à l'entente d'accords internationaux. Il y aurait, ainsi que l'a proposé le Dr Marie pour « l'assistance des étrangers », l'opportunité d'une conférence internationale pour la réglementation physiologique du travail. Ces congrès ouvriraient la voie aux négociations, prépareraient des solutions partielles, démontreraient la nécessité de ces réformes, engloberaient

---

métralement l'inverse de l'état de fatigue, en ce sens que la fatigue tend à rendre les humeurs hyperacides, tandis que l'entraînement tend à les rendre alcalines.

1. Jay. *Protection légale des travailleurs*, 1904, p. 128.

tous les gouvernements dans un même zèle d'humanité, vers la même orientation de justice sociale; mais il ne faut pas attendre que des conventions internationales aient unifié le régime légal du travail des principaux pays pour préconiser ces réformes. Le développement des législations protectrices nationales devance toujours la protection internationale. Dans l'histoire des sociétés, il est toujours un pays qui marche de l'avant et diffuse l'idée de ces réformes qui sont ensuite adoptées par les autres peuples.

Le conseil du travail organisé par le décret du 17 décembre 1900 est essentiellement une délégation représentative des syndicats professionnels. « Dans ses sections professionnelles (1) il a véritablement le caractère d'une commission mixte formée entre syndicats ouvriers et patronaux de la même profession. »

Ce conseil du travail, a entre autres missions, celle d'éclairer le gouvernement et aussi les intéressés, patrons et ouvriers, sur les conditions du travail chaque jour plus complexes, et à assurer dans la monde du travail, ainsi que le dit Jay, le règne de la justice et le respect de l'intérêt général.

Ces corps importants, auxquels leur composition assure une compétence et une autorité spéciales, devraient pour la solution des diverses questions que nous nous sommes proposé d'étudier, s'ad-

---

1. Rapport du ministre du Commerce au président de la République précédant le décret du 17 décembre 1900.

joindre des médecins qui, pour l'étude de chaque profession, constitueraient l'élément scientifique complémentaire, indispensable pour l'œuvre de la réglementation physiologique du Travail.

CONCLUSIONS

Les progrès incessants de l'industrie, le machinisme moderne, la division croissante du travail, rendent chaque jour le travail plus fatigant, plus monotone, plus hâtif et conduisent fatalement l'ouvrier au surmenage physique ou neuro-musculaire, qui aboutit à l'épuisement de la race.

L'extension des poisons industriels augmente chaque jour le nombre des intoxiqués professionnels.

Le travail empirique, sans règles physiologiques et scientifiques, est une erreur anti-sociale, puisque la mauvaise organisation du travail suffit à multiplier certaines maladies, telles que la tuberculose, qui peut être considérée comme une maladie sociale, et par suite classée parmi les maladies en partie évitables.

Dans ce but il y a urgence à déterminer expérimentalement par tous les procédés scientifiques que la physiologie, la chimie, le laboratoire et la clinique mettent à notre disposition, la durée du travail dans chaque catégorie de professions, proportionnellement au degré de nocivité de ces professions, et à créer une journée maxima sanitaire, qui serait la formule nouvelle du travail dans l'emploi méthodique et rationnel des énergies physiques. Dans chaque catégorie de professions, il faudrait encore déterminer physiologiquement le temps de repos intercalaire entre deux périodes de travail, et mesurer la ration de repos qui permettrait d'éviter la fatigue musculaire.

Enfin, il faudrait créer pour l'ouvrier un carnet sanitaire individuel faisant connaître son passé pathologique et permettant dans une certaine mesure de favoriser le choix d'aptitude fonctionnelle, en confiant à l'ouvrier, dans les usines et dans les industries où les tâches sont variées et nombreuses, un travail plus en rapport avec sa constitution.

Pour procéder à ces recherches expérimentales, il serait nécessaire d'adjoindre au Conseil du Travail une Commission de médecins qui constitueraient l'élément scientifique complémentaire, indispensable à l'œuvre de la réglementation physiologique du travail.

Cette œuvre aurait pour profit la conservation de la race et l'éloignement d'une décadence que l'usure excessive de la vie moderne tend à précipiter.

BIBLIOGRAPHIE

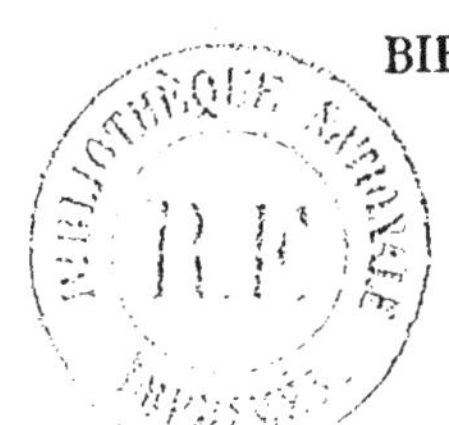

Archives de Physiologie normale et pathologique, années 1896, 1897, 1898 et suivantes.

Brouardel et Gilbert. — Traité de Médecine.

Bouchard. — Traité de pathologie générale. Paris.

Collet. — Précis de Pathologie interne (collection Testut).

Duclaux. — L'hygiène sociale. Paris.

Gautier (A.). — Leçons de chimie normale et pathologique (1897). Paris.

— L'alimentation et les régimes chez l'homme sain et chez les malades (1904). Paris.

Hygiène et sécurité des travailleurs dans les ateliers industriels (Législation française et étrangère). Publication de l'Office du Travail. Paris 1895.

Jay. — La Protection légale des Travailleurs. Paris 1904.

Langlois. — Précis d'hygiène publique et privée, 1901.

Liesse (André). — Le travail au point de vue scientifique, industriel et social. Paris, 1894:

Moleschott. — La circulation de la vie.

Morat et Doyon. — Traité de physiologie.

Mosny. — La protection de la santé publique. Paris, Baillière.

Mosso. — La fatigue intellectuelle et physique (Traduit de l'italien par Langlois). Paris 1894.

Pic. — Traité élémentaire de législation industrielle. Paris 1903.

Les Poisons industriels (Publication de l'Office du travail), 1901.

Proust. — Traité d'hygiène, 1881

— Eléments d'hygiène, 1883.

Rochard. — Encyclopédie d'hygiène et de médecine publique.

Sarrante (Joseph). — Limitation légale de la durée du travail en Allemagne. Thèse de droit. Paris, 1899.

Spencer (Herbert). — Introduction à la science sociale. Paris, Alcan.

Viault et Jolyet. — Traité de Physiologie.

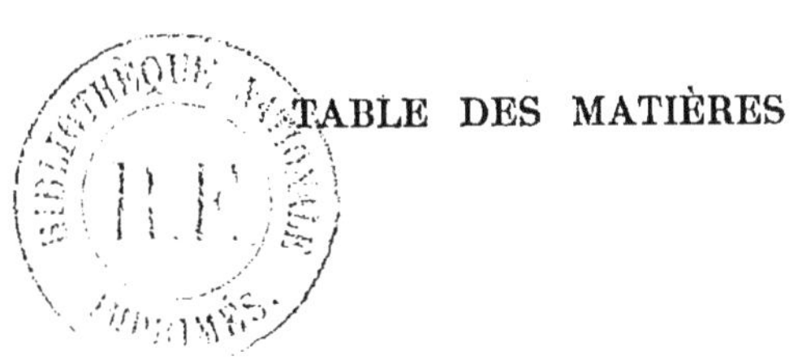

TABLE DES MATIÈRES

Imp. de la Faculté de Médecine, H. JOUVE, 15, rue Racine, Paris.

www.ingramcontent.com/pod-product-compliance
Ingram Content Group UK Ltd.
Pitfield, Milton Keynes, MK11 3LW, UK
UKHW020205200726
13856UKWH00003B/1214

9 782011 77806